SLOW COOKER 2021

RECETAS DELICIOSAS Y ECONÓMICAS PARA PRINCIPIANTES

GREGORIO PEREZ

Tabla de contenido

3

Caldo de pollo simple

Un caldo súper básico.

Rinde aproximadamente 1,5 litros / 2½ pintas

1 litro / 1¾ pintas de agua

1 canal de pollo cocido o crudo, partido en pedazos

2 ramas de apio, en rodajas gruesas

3 cebollas pequeñas, en rodajas gruesas,

3 zanahorias, en rodajas gruesas

1 nabo pequeño, cortado en cuartos

5 dientes de ajo

2 hojas de laurel

½ cucharadita de granos de pimienta enteros

1 cucharadita de hojas de salvia secas

sal y pimienta negra recién molida, al gusto

Combine todos los ingredientes, excepto la sal y la pimienta, en la olla de cocción lenta. Tape y cocine a temperatura baja durante 6 a 8 horas. Colar, descartando la carne, las verduras y los condimentos. Sazone al gusto con sal y pimienta. Refrigere el caldo durante la noche. Quite la grasa de la superficie del caldo.

Caldo de pollo fresco

Las sopas y guisos se transforman con un buen caldo casero, y el pollo es el más popular para hacer y usar. Cocina esta versión si necesitas hacer un buen caldo desde cero.

Rinde aproximadamente 1,5 litros / 2½ pintas

1 litro / 1¾ pintas de agua

1,5 kg / 3 lb de trozos de pollo

2 ramas de apio, en rodajas gruesas

3 cebollas pequeñas, en rodajas gruesas,

3 zanahorias, en rodajas gruesas

1 nabo pequeño, cortado en cuartos

5 dientes de ajo

2 hojas de laurel

½ cucharadita de granos de pimienta enteros

1 cucharadita de hojas de salvia secas

sal y pimienta negra recién molida, al gusto

Combine todos los ingredientes, excepto la sal y la pimienta, en la olla de cocción lenta. Tape y cocine a temperatura baja durante 6 a 8 horas. Colar, descartando la carne, las verduras y los condimentos. Sazone al gusto con sal y pimienta. Refrigere el caldo durante la noche. Quite la grasa de la superficie del caldo.

Rico caldo de pollo

Aquí se agrega un codillo de ternera para hacer un caldo más rico. Es una receta ideal para preparar cuando está entretenido y necesita un caldo especialmente sabroso para sacar lo mejor del plato que está preparando.

Rinde aproximadamente 3,5 litros / 6 pintas

3,5 litros / 6 pintas de agua

250 ml / 8 fl oz de vino blanco seco o agua

1 pollo (aproximadamente 1,5 kg / 3 lb), cortado en trozos, sin grasa

1 codillo de ternera, partido (opcional)

2 cebollas, en rodajas gruesas

2 puerros (solo partes blancas), en rodajas gruesas

4 zanahorias medianas, en rodajas gruesas

4 ramas de apio, en rodajas gruesas

1 diente de ajo pelado

½ cucharadita de albahaca seca

½ cucharadita de tomillo seco

½ cucharadita de estragón seco

10 granos de pimienta negra

4 dientes enteros

sal y pimienta negra recién molida, al gusto

Combine todos los ingredientes, excepto la sal y la pimienta, en una olla de cocción lenta de 5.5 litros / 9½ pinta. Tape y cocine a temperatura baja durante 6 a 8 horas. Colar el caldo a través de una doble capa de muselina, descartando los sólidos. Sazone al gusto con sal y pimienta. Refrigere hasta que se enfríe. Retire la grasa de la superficie del caldo.

Stock de pavo

El final perfecto para un pavo navideño, este caldo se puede usar para la sopa de fideos de pavo o como sustituto en recetas que requieran caldo de pollo.

Rinde aproximadamente 3,5 litros / 6 pintas

3,5 litros / 6 pintas de agua

250 ml / 8 fl oz de vino blanco seco o agua

1 canal de pavo, cortado

2 cebollas medianas, en rodajas gruesas

2 puerros (solo partes blancas), en rodajas gruesas

4 zanahorias medianas, en rodajas gruesas

4 ramas de apio, en rodajas gruesas

1 cucharadita de tomillo seco

10 granos de pimienta negra

6 ramitas de perejil fresco

sal y pimienta negra recién molida, al gusto

Combine todos los ingredientes, excepto la sal y la pimienta, en una olla de cocción lenta de 5.5 litros / 9½ pinta. Tape y cocine a temperatura baja durante 6 a 8 horas. Colar el caldo a través de una doble capa de muselina, descartando los sólidos. Sazone al gusto con sal y pimienta. Refrigere hasta que se enfríe. Retire la grasa de la superficie del caldo.

Caldo de carne

Un buen caldo de res es perfecto para platos de carne y sopas que requieran un sabor más fuerte. Aunque no se suele preparar un caldo de res casero para las comidas diarias, marcará la diferencia al cocinar algo especial.

Rinde aproximadamente 2,25 litros / 4 pintas

2,25 litros / 4 pintas de agua

2 costillas de ternera asada cocida, sin grasa

4 cebollas grandes, rebanadas gruesas

4 zanahorias medianas, en rodajas gruesas

4 ramas de apio, en rodajas gruesas

1 chirivía, cortada por la mitad

2 hojas de laurel

8 granos de pimienta negra

5 hojas de salvia

sal al gusto

Combine todos los ingredientes, excepto la sal, en una olla de cocción lenta de 5.5 litros / 9½ pinta. Tape y cocine a temperatura baja durante 6 a 8 horas. Colar el caldo a través de una doble capa de muselina, descartando los sólidos. Sazone al gusto con sal. Refrigere hasta que se enfríe. Retire la grasa de la superficie del caldo.

Caldo de ternera fragante

Los champiñones secos, el vino tinto y las hierbas le dan un rico sabor a este caldo. Dore la carne antes de agregarla a la olla de barro, si lo desea, para obtener un caldo aún más rico.

Rinde aproximadamente 3,25 litros / 5¾ pintas

2,75 litros / 4¾ pintas de agua

250 ml / 8 fl oz de vino tinto seco (opcional)

900 g / 2 lb de costillas de ternera, sin grasa

900 g / 2 lb de tuétano de res

450 g / 1 libra de filete en cubos, sin grasa

1 cebolla grande picada

3 zanahorias medianas, en rodajas gruesas

3 ramas de apio, en rodajas gruesas

25 g / 1 oz de champiñones secos

1 diente de ajo cortado por la mitad

10 granos de pimienta negra

1 hoja de laurel

1 cucharadita de albahaca seca

1 cucharadita de hojas de tomillo

1 cucharada de salsa de soja

sal al gusto

Combine todos los ingredientes, excepto la sal, en una olla de cocción lenta de 5.5 litros / 9½ pinta. Tape y cocine a temperatura baja durante 6 a 8 horas. Colar el caldo a través de una doble capa de muselina, descartando los sólidos. Sazone al gusto con sal. Refrigere hasta que se enfríe. Retire la grasa de la superficie del caldo.

Caldo de ternera

Debido a que los huesos de ternera pueden ser difíciles de encontrar, vale la pena preparar este caldo de sabor delicado cuando pueda encontrar los ingredientes y luego congelarlo. Dorar la ternera para obtener un sabor más rico.

Rinde aproximadamente 2,25 litros / 4 pintas

2,25 litros / 4 pintas de agua

Cubos de ternera de 700 g / 1½ lb para guisar

1 cebolla picada

1 zanahoria pequeña, picada

1 ramita de apio pequeña, picada

1 codillo de ternera o unos 750 g / 1¾ lb de huesos de ternera

2 hojas de laurel

6 granos de pimienta negra

3 dientes enteros

sal y pimienta negra recién molida, al gusto

Combine todos los ingredientes, excepto la sal y la pimienta, en una olla de cocción lenta de 5.5 litros / 9½ pinta. Tape y cocine a temperatura baja durante 6 a 8 horas. Colar a través de una doble capa de muselina, descartando los sólidos. Sazone al gusto con sal y pimienta. Refrigere hasta que se enfríe. Retire la grasa de la superficie del caldo.

Recursos pesqueros

Pídele a tu pescadero o en el mostrador de pescado de tu supermercado las espinas para hacer este caldo. Si usa las cabezas de pescado, primero retire las branquias, ya que pueden amargar el caldo.

Rinde aproximadamente 1,5 litros / 2½ pintas

1,5 litros / 2½ pintas de agua

900 g – 1,5 kg / 2–3 lb de espinas de pescado (de pescado no graso)

1 cebolla grande picada

1 rama de apio picado

2 hojas de laurel

7-8 granos de pimienta negra

½ cucharadita de sal marina

½ cucharadita de pimienta blanca

Combine todos los ingredientes en la olla de cocción lenta. Cocine a temperatura baja durante 4 a 6 horas. Colar a través de una doble capa de muselina, descartando los sólidos.

Caldo de pescado fácil

Cualquier pescado de sabor suave será un caldo delicioso. Evite los pescados de sabores fuertes, como el salmón o el atún. El caldo de pescado se usa mejor el día en que se hace, pero también se puede congelar hasta por 2 meses.

Rinde aproximadamente 1 litro / 1¾ pintas

900 ml / 1½ pintas de agua

175 ml / 6 fl oz de vino blanco seco o agua

700 g / 1½ lb de filetes de pescado frescos o congelados, en cubos (2,5 cm / 1 pulgada)

1 cebolla finamente picada

1 zanahoria finamente picada

3 ramas de apio con hojas, cortadas por la mitad

3 ramitas de perejil fresco

3 rodajas de limón

8 granos de pimienta negra

sal al gusto

Combine todos los ingredientes, excepto la sal, en la olla de cocción lenta. Tape y cocine a temperatura baja durante 4 a 6 horas. Colar el caldo a través de una doble capa de muselina, descartando los sólidos. Sazone al gusto con sal.

Caldo básico de vegetales V

Perfecto para recetas vegetarianas, un buen caldo casero da un sabor mucho más redondo que usar un cubo de caldo. Dado que las verduras que se utilizan en las existencias se descartan posteriormente, deben fregarse, pero no es necesario pelarlas.

Rinde aproximadamente 2 litros / 3½ pintas

2 litros / 3½ pintas de agua
250 ml / 8 fl oz de vino blanco seco o agua
1 cebolla grande, en rodajas gruesas
1 puerro (solo la parte blanca), en rodajas gruesas
1 zanahoria, en rodajas gruesas
1 rama de apio, en rodajas gruesas
450 g / 1 lb mezcla de verduras picadas (brócoli, judías, repollo, patatas, tomates, calabacines o calabacines, pimientos, champiñones, etc.)
6 a 8 ramitas de perejil fresco
1 hoja de laurel
4 pimienta de Jamaica entera
1 cucharada de pimienta negra en grano
2 cucharaditas de hierbas secas mixtas o 1 sobre de bouquet garni
sal al gusto

Combine todos los ingredientes, excepto la sal, en una olla de cocción lenta de 5.5 litros / 9½ pinta. Tape y cocine a temperatura baja durante 6 a 8 horas. Colar el caldo descartando los sólidos. Sazone al gusto con sal.

Caldo de verduras asadas V

Asar verduras intensifica sus sabores, aportando riqueza al caldo. La remolacha agrega una dulzura sutil al caldo, ¡pero solo úsala si no te opones al color rosa que crea!

Rinde aproximadamente 2 litros / 3½ pintas

2 litros / 3½ pintas de agua

250 ml / 8 fl oz de vino blanco seco o agua

1 cebolla mediana, picada en trozos grandes

1 puerro (solo la parte blanca), picado grueso

1 zanahoria picada en trozos grandes

1 calabacín, picado grueso

1 nabo, picado grueso

1 remolacha, picada en trozos grandes

1 tomate, picado grueso

½ calabaza pequeña o bellota, en cubos (5 cm)

1 bulbo de ajo, cortado por la mitad transversalmente

175 g / 6 oz de col rizada, picada en trozos grandes

6 ramitas de perejil fresco

1 hoja de laurel

1-2 cucharaditas de hierbas mixtas secas o 1 sobre de bouquet garni

1 cucharadita de granos de pimienta negra

4 pimienta de Jamaica entera

sal y pimienta negra recién molida, al gusto

Coloque las verduras, excepto la col rizada, en una sola capa sobre una lata de rollo suizo engrasada y forrada con papel de aluminio. Hornee a 220ºC / gas 7 / horno ventilador 200ºC hasta que estén tiernos y dorados, 35–40 minutos.

Transfiera las verduras a una olla de cocción lenta de 5.5 litros / 9½ pinta y agregue los ingredientes restantes, excepto la sal y la pimienta. Tape y cocine a temperatura baja durante 4 a 6 horas. Colar, descartando los sólidos. Sazone al gusto con sal y pimienta.

Stock mediterráneo V

Un caldo encantador, perfumado con naranja e hinojo. Este es un caldo inusual que agregará riqueza a las sopas frescas y guisos que contienen ingredientes mediterráneos.

Rinde aproximadamente 2 litros / 3½ pintas

2 litros / 3½ pintas de agua

250 ml / 8 fl oz de vino blanco seco o agua

jugo de 1 naranja

1 cebolla grande, en rodajas gruesas

1 puerro (solo la parte blanca), en rodajas gruesas

1 zanahoria, en rodajas gruesas

1 camote, en rodajas gruesas

1 calabacín, en rodajas gruesas

1 rama de apio, en rodajas gruesas

½ bulbo de hinojo pequeño, en rodajas

½ pimiento rojo, en rodajas

2 tomates medianos, cortados en cuartos

1 bulbo de ajo mediano, cortado por la mitad transversalmente

225 g / 8 oz de espinaca o lechuga costera picada en trozos grandes

6 ramitas de perejil fresco

1 tira de ralladura de naranja (7,5 cm / 3 x 2,5 cm / 1 pulgada)

1 hoja de laurel

1-2 cucharaditas de hierbas mixtas

1 cucharadita de granos de pimienta negra

4 pimienta de Jamaica entera

sal al gusto

Combine todos los ingredientes, excepto la sal, en una olla de cocción lenta de 5.5 litros / 9½ pinta. Tape y cocine a temperatura baja durante 4 a 6 horas. Colar, descartando los sólidos. Sazone al gusto con sal.

Stock oriental V

Un caldo ligero, fragante con cilantro fresco, jengibre y cinco especias en polvo, dará vida a las sopas y platos principales asiáticos. Tamari es similar a la salsa de soja pero con un sabor más suave y rico.

Rinde aproximadamente 2 litros / 3½ pintas

2 litros / 3½ pintas de agua
350 g / 12 oz de repollo chino o pak choi, rallado
65 g / 2½ oz de cilantro fresco, picado en trozos grandes
1 cebolla grande, rebanada
1 zanahoria en rodajas
1 pimiento rojo pequeño, cortado en rodajas
5 cm / 2 en raíz de jengibre fresco, en rodajas
3 dientes de ajo grandes, triturados
3 hongos shiitake secos
4 cucharaditas de tamari
2 anís estrellado
2 cucharaditas de polvo de cinco especias chinas
1½ cucharadita de granos de pimienta de Sichuan, tostados
sal y pimienta negra recién molida, al gusto

Combine todos los ingredientes, excepto la sal y la pimienta, en una olla de cocción lenta de 5.5 litros / 9½ pinta. Tape y cocine a temperatura baja durante 4 a 6 horas. Colar, descartando los sólidos. Sazone al gusto con sal y pimienta.

Rico caldo de hongos V

Los hongos shiitake secos añaden riqueza y una inconfundible profundidad de sabor a este caldo.

Rinde aproximadamente 2 litros / 3½ pintas

1 litro / 1¾ pintas de agua

175 ml / 6 fl oz de vino blanco seco (opcional)

1 cebolla grande, rebanada

1 puerro (solo la parte blanca), en rodajas

1 rama de apio, en rodajas

350 g / 12 oz de champiñones

3 dientes de ajo grandes, triturados

40–50 g / 1½ – 2 oz de hongos shiitake secos

6 ramitas de perejil fresco

¾ cucharadita de salvia seca

¾ cucharadita de tomillo seco

1½ cucharadita de granos de pimienta negra

sal al gusto

Combine todos los ingredientes, excepto la sal, en una olla de cocción lenta de 5.5 litros / 9½ pinta. Tape y cocine a temperatura baja durante 6 a 8 horas. Colar, descartando los sólidos. Sazone al gusto con sal y pimienta.

Crema de Espárragos V

Un plato deliciosamente sofisticado para la temporada de espárragos.

Para 6

900 g / 2 lb de espárragos, cortados en trozos
750 ml / 1¼ pintas de caldo de verduras
2 cebollas picadas
3 dientes de ajo machacados
1 cucharadita de mejorana seca
1 cucharadita de ralladura de limón
una pizca de nuez moscada recién rallada
120 ml / 4 fl oz de leche semidesnatada
sal y pimienta blanca, al gusto
90 ml / 6 cucharadas de crema agria

Reserve algunas puntas de espárragos para decorar, luego combine todos los ingredientes, excepto la leche, la sal, la pimienta blanca y la crema agria, en la olla de cocción lenta. Tape y cocine a temperatura baja durante 6 a 8 horas. Procese la sopa y la leche en un procesador de alimentos o licuadora hasta que quede suave. Sazone al gusto con sal y pimienta blanca. Sirva caliente o refrigere y sirva frío. Cubra cada plato de sopa con una cucharada de crema agria.

Crema de brócoli V

El brócoli es un alimento maravilloso, rico en antioxidantes y lleno de nutrientes, y también tiene un delicioso sabor fresco.

Para 6

750 ml / 1¼ pintas de caldo de verduras

900 g / 2 lb de brócoli, cortado en trozos (2,5 cm / 1 pulgada)

2 cebollas picadas

3 dientes de ajo machacados

½ cucharadita de tomillo seco

una pizca de nuez moscada recién rallada

120 ml / 4 fl oz de leche semidesnatada

sal y pimienta blanca, al gusto

90 ml / 6 cucharadas de crema agria

Croûtons crujientes (ver más abajo)

Combine todos los ingredientes, excepto la leche, la sal, la pimienta blanca, la crema agria y los croûtons, en la olla de cocción lenta. Tape y cocine a temperatura baja durante 6 a 8 horas. Procese la sopa y la leche en un procesador de alimentos o licuadora hasta que quede suave. Sazone al gusto con sal y pimienta blanca. Sirva caliente o refrigere y sirva frío. Cubra cada plato de sopa con una cucharada de crema agria y espolvoree con croûtons.

Croûtons crujientes V

El clásico extra ideal para espolvorear sobre cualquier sopa.

Para 6 personas como acompañamiento

3 rebanadas de pan francés o italiano firme o de un día, en cubos (1–2 cm / ½ – ¾ in)
spray vegetal para cocinar

Rocíe los cubos de pan con aceite en aerosol. Organizar en una sola capa sobre una bandeja para hornear. Hornee a 190ºC / gas 5 / horno ventilador 170ºC hasta que se dore, de 8 a 10 minutos, revolviendo ocasionalmente. Fresco. Almacene en un recipiente hermético hasta por 2 semanas.

Sopa de brócoli y eneldo V

Una gran combinación de sabores y un color verde maravillosamente suave.

Para 6

750 ml / 1¼ pintas de caldo de verduras
900 g / 2 lb de brócoli, cortado en trozos (2,5 cm / 1 pulgada)
2 cebollas picadas
3 dientes de ajo machacados
30 ml / 2 cucharadas de eneldo fresco picado
120 ml / 4 fl oz de leche semidesnatada
sal y pimienta blanca, al gusto
90 ml / 6 cucharadas de crema agria

Combine el caldo, el brócoli, la cebolla y el ajo en la olla de cocción lenta. Tape y cocine a temperatura baja durante 6 a 8 horas. Agregue el eneldo fresco y la leche y procese la sopa en un procesador de alimentos o licuadora hasta que quede suave. Sazone al gusto con sal y pimienta blanca. Sirva caliente o refrigere y sirva frío. Cubra cada plato de sopa con una cucharada de crema agria.

Sopa de brócoli y col rizada V

La col rizada es un vegetal un poco menos común, pero puede comprarlo en la mayoría de los supermercados.

Para 6

750 ml / 1¼ pintas de caldo de verduras
900 g / 2 lb de brócoli, cortado en trozos (2,5 cm / 1 pulgada)
2 cebollas picadas
3 dientes de ajo machacados
½ cucharadita de tomillo seco
100 g / 4 oz de col rizada
sal y pimienta blanca, al gusto
90 ml / 6 cucharadas de crema agria

Combine todos los ingredientes, excepto la col rizada, la sal, la pimienta blanca y la crema agria, en la olla de cocción lenta. Tape y cocine a temperatura baja durante 6 a 8 horas. Agregue la col rizada y cocine por 15 minutos más. Procese la sopa en un procesador de alimentos o licuadora hasta que quede suave. Sazone al gusto con sal y pimienta blanca. Sirva caliente o refrigere y sirva frío. Cubra cada plato de sopa con una cucharada de crema agria.

Sopa De Brócoli Y Pepino V

La mayoría de la gente no piensa en cocinar con pepino, pero deberías intentarlo.

Para 6

750 ml / 1¼ pintas de caldo de verduras

900 g / 2 lb de brócoli, cortado en trozos (2,5 cm / 1 pulgada)

1 pepino, en rodajas gruesas

2 cebollas picadas

3 dientes de ajo machacados

25 g / 1 oz de cilantro fresco, picado

120 ml / 4 fl oz de leche semidesnatada

sal y pimienta blanca, al gusto

90 ml / 6 cucharadas de crema agria

Combine todos los ingredientes, excepto la leche, la sal, la pimienta blanca y la crema agria, en la olla de cocción lenta. Tape y cocine a temperatura baja durante 6 a 8 horas. Agregue el cilantro y cocine por 15 minutos más. Procese la sopa y la leche en un procesador de alimentos o licuadora hasta que quede suave. Sazone al gusto con sal y pimienta blanca. Sirva caliente o refrigere y sirva frío. Cubra cada plato de sopa con una cucharada de crema agria.

Sopa Cremosa De Brócoli Y Papa V

Los puerros añaden redondez al sabor de esta cremosa sopa. Para darle un toque de color, decora cada plato de sopa con una rodaja de limón.

Para 6

750 ml / 1¼ pintas de caldo de verduras
2 cabezas de brócoli picadas
600 g / 1 lb 6 oz de papas, peladas y cortadas en cubitos
4 puerros medianos (solo partes blancas), en rodajas
250 ml / 8 fl oz de leche
2 cucharadas de harina de maíz
sal y pimienta blanca, al gusto

Combine todos los ingredientes, excepto la leche, la harina de maíz, la sal y la pimienta, en la olla de cocción lenta y cocine a temperatura baja durante 6 a 8 horas. Agregue la leche y la harina de maíz combinadas, revolviendo hasta que espese, 2-3 minutos. Procese la sopa en un procesador de alimentos o licuadora hasta que quede suave. Sazone al gusto con sal y pimienta blanca.

Bisque de brócoli y coliflor con hierbas

El inconfundible sabor de la albahaca combina sorprendentemente bien con el brócoli y la coliflor.

Para 6

750 ml / 1¼ pintas de caldo de verduras

2 cabezas de brócoli, picadas en trozos grandes

½ cabeza pequeña de coliflor, picada en trozos grandes

250 g / 9 oz de papas, peladas y picadas en trozos grandes

8 cebolletas, en rodajas finas

1 cucharada de albahaca seca

250 ml / 8 fl oz de leche

sal y pimienta negra recién molida, al gusto

Combine todos los ingredientes, excepto la leche, la sal y la pimienta, en la olla de cocción lenta. Cubra y cocine a temperatura alta durante 4 a 5 horas. Procese la sopa y la leche en un procesador de alimentos o licuadora hasta que quede suave. Sazone al gusto con sal y pimienta.

Sopa de repollo agridulce V

El aceite de chile oriental se suma al auténtico sabor de esta sopa, una versión en olla de cocción lenta del clásico plato chino.

Para 4 personas

1,2 litros / 3 pintas de caldo de verduras

75 g / 3 oz de col verde, rallada

1 zanahoria pequeña, picada

¼ de pimiento rojo finamente picado

2 cebolletas, en rodajas finas

1 diente de ajo pequeño, triturado

1 cucharadita de jengibre de raíz fresco finamente rallado

1½ cucharada de salsa de soja

2 cucharaditas de vinagre de sidra

una pizca de aceite de chile picante oriental

1 cucharada de harina de maíz

½ cucharada de azúcar morena clara

Combine el caldo, las verduras, el ajo y el jengibre en la olla de cocción lenta. Tape y cocine a temperatura baja durante 6 a 8 horas. Agregue los ingredientes restantes combinados durante los últimos 2-3 minutos.

Sopa de zanahoria al eneldo V

La sopa de zanahoria es siempre una de las favoritas, ya sea caliente o fría. Aquí las zanahorias se combinan con eneldo para obtener un sabor fresco y limpio.

Para 6

750 ml / 1¼ pintas de caldo de verduras

400 g / 14 oz lata de tomates picados

450 g / 1 lb de zanahorias, en rodajas gruesas

3 cebollas picadas

1 papa mediana enharinada, pelada y en cubos

2 dientes de ajo machacados

1–1½ cucharadita de eneldo seco

2-3 cucharadas de jugo de limón

sal y pimienta blanca, al gusto

90 ml / 6 cucharadas de yogur natural

Combine todos los ingredientes, excepto el jugo de limón, la sal, la pimienta blanca y el yogur, en la olla de cocción lenta. Tape y cocine a temperatura baja de 6 a 8 horas. Procese la sopa en un procesador de alimentos o licuadora hasta que quede suave. Sazone al gusto con jugo de limón, sal y pimienta blanca. Sirva la sopa tibia o refrigere y sirva fría. Adorne cada plato de sopa con una cucharada de yogur.

Crema de Coliflor con Queso V

El queso de coliflor favorito de la familia, ¡pero en un tazón! Esta sopa en puré tiene una textura aterciopelada y es perfecta para el almuerzo o un primer plato.

Para 6

900 ml / 1½ pintas de caldo de verduras

350 g / 12 oz de coliflor, cortada en floretes

1 papa grande enharinada, pelada y en cubos

1 cebolla picada

2 dientes de ajo machacados

120 ml / 4 fl oz de leche semidesnatada

1 cucharada de harina de maíz

75 g / 3 oz de queso cheddar rallado

sal y pimienta blanca, al gusto

macis molida o nuez moscada recién rallada, para decorar

Combine el caldo, la coliflor, la papa, la cebolla y el ajo en la olla de cocción lenta. Tape y cocine a temperatura baja durante 6 a 8 horas. Retire aproximadamente la mitad de las verduras de la sopa con una espumadera y reserve. Tritura la sopa restante en un procesador de alimentos o licuadora hasta que quede suave. Regrese a la olla de cocción lenta. Agrega las verduras reservadas. Tape y cocine a temperatura alta durante 10 minutos. Agregue la leche y la harina de maíz combinadas, revolviendo durante 2-3 minutos. Agrega el queso, revolviendo hasta que se derrita. Sazone al gusto con sal y pimienta blanca. Espolvoree cada plato de sopa con macis o nuez moscada.

Sopa de coliflor fría V

La adición de eneldo fragante con sabor fresco hace de esta una sopa deliciosa para un almuerzo de verano.

Para 6

900 ml / 1½ pintas de caldo de verduras

350 g / 12 oz de coliflor, cortada en floretes

1 papa grande enharinada, pelada y en cubos

1 cebolla picada

2 dientes de ajo machacados

120 ml / 4 fl oz de leche semidesnatada

1 cucharada de eneldo seco

sal y pimienta blanca, al gusto

eneldo o perejil fresco picado, para decorar

Combine el caldo, la coliflor, la papa, la cebolla y el ajo en la olla de cocción lenta. Tape y cocine a temperatura baja durante 6 a 8 horas. Tritura la sopa con la leche y el eneldo seco en un procesador de alimentos o licuadora hasta que quede suave. Sazone al gusto con sal y pimienta blanca. Sirva frío, adornado con eneldo fresco o perejil.

Sopa de calabacínV

Una sopa perfecta para ese exceso de calabacines de verano.

También se puede hacer con calabacín o calabacín.

Para 6

750 ml / 1¼ pintas de caldo de verduras

4 calabacines medianos, picados

275 g / 10 oz de papa enharinada, pelada y cortada en cubos

75 g / 3 oz de chalotas picadas

3 cebolletas picadas

2 dientes de ajo machacados

1½ cucharadita de estragón seco

50 g / 2 oz de col rizada o espinaca picada

120 ml / 4 fl oz de leche semidesnatada

1 cucharada de harina de maíz

sal y pimienta blanca, al gusto

pimienta de cayena, para decorar

Croûtons de ajo (ver más abajo)

Combine el caldo, los calabacines, la papa, las chalotas, las cebollas, el ajo y el estragón en la olla de cocción lenta. Tape y cocine a temperatura alta durante 4 a 5 horas, agregando la col rizada y la leche y la harina de maíz combinadas durante los últimos 15 minutos. Procese la sopa en un procesador de alimentos o licuadora hasta que quede suave. Sazone al gusto con sal y pimienta blanca. Sirva tibio o frío. Espolvoree cada plato de sopa con pimienta de cayena y cubra con Croûtons de ajo.

Ajo de migas de pan V

Delicioso y crujiente con un toque de ajo, ¡o más si lo desea!

Para 6 personas como acompañamiento

3 rebanadas de pan francés firme o de un día, en cubos (1 cm / ½ in)
spray vegetal para cocinar
1 cucharadita de ajo en polvo

Rocíe los cubos de pan con aceite en aerosol. Espolvoree con ajo en polvo y mezcle. Disponer en una sola capa sobre una bandeja para hornear. Hornee a 190ºC / gas 5 / horno ventilador 170ºC hasta que se dore, de 8 a 10 minutos, revolviendo ocasionalmente.

Sopa de Calabacín con Ajo y CurryV

Mucho ajo y un toque de curry y mejorana animan los calabacines en esta maravillosa sopa de verano.

Para 8 porciones

1 litro / 1¾ pintas de caldo de verduras

500 g / 18 oz de calabacines, en rodajas

4 cebollas picadas

4 dientes de ajo machacados

2 cucharadas de vinagre de estragón

2 cucharaditas de curry en polvo

1 cucharadita de mejorana seca

¼ de cucharadita de semillas de apio

120 ml / 4 fl oz de yogur natural

sal y pimienta de cayena, al gusto

pimentón, para decorar

Combine todos los ingredientes, excepto el yogur, la sal, la pimienta de cayena y el pimentón, en la olla de cocción lenta. Tape y cocine a temperatura baja durante 6 a 8 horas. Procese la sopa y el yogur en un procesador de alimentos o licuadora hasta que quede suave. Sazone al gusto con sal y pimienta de cayena. Sirva caliente o refrigere y sirva frío. Espolvorea cada plato de sopa con pimentón.

Bisque de Hinojo con Nueces

El delicado sabor anisado del hinojo hace una sopa deliciosa.

Para 6

900 ml / 1½ pintas de caldo de verduras

350 g / 12 oz de bulbos de hinojo, en rodajas

1 papa grande enharinada, pelada y en cubos

1 puerro grande, en rodajas

2 dientes de ajo machacados

120 ml / 4 fl oz de leche semidesnatada

sal y pimienta blanca, al gusto

50 g / 2 oz de queso azul, desmenuzado

50 g / 2 oz de nueces, tostadas y picadas

Combine el caldo, el hinojo, la papa, el puerro y el ajo en la olla de cocción lenta. Tape y cocine a temperatura baja durante 6 a 8 horas. Tritura la sopa y la leche en un procesador de alimentos o licuadora hasta que quede suave. Regrese a la olla de cocción lenta. Sazone al gusto con sal y pimienta blanca. Espolvorea cada plato de sopa con queso azul y nueces para servir.

Sopa de Ajo con Pan Tostado V

La cocción lenta y prolongada suaviza el picor del ajo, haciéndolo magníficamente rico. Se puede agregar un huevo batido a la sopa antes de servir.

Para 4 personas

1 litro / 1¾ pintas de caldo de verduras

6 a 8 dientes de ajo, finamente picados

½ cucharadita de comino molido

½ cucharadita de orégano seco

sal y pimienta de cayena, al gusto

4 rebanadas de pan francés o de masa madre

spray vegetal para cocinar

cilantro fresco picado, para decorar

Combine el caldo, el ajo, el comino y el orégano en la olla de cocción lenta. Tape y cocine a temperatura alta durante 4 horas. Sazone al gusto con sal y pimienta de cayena.

Rocíe generosamente ambos lados de las rebanadas de pan con aceite en aerosol. Cocine en una sartén a fuego medio hasta que estén doradas, unos 2 minutos por cada lado. Coloque una rebanada de pan en cada tazón de sopa. Sirva la sopa y espolvoree con cilantro.

Sopa de champiñones aromáticos

Un elemento importante del éxito de esta sopa es el caldo de carne fragante, que realmente la convierte en algo especial.

Para 4 personas

550 g / 1¼ lb de champiñones

750 ml / 1¼ pintas Caldo de carne fragante o caldo de carne

1 cucharada de salsa de soja ligera

2 cucharadas de harina de maíz

50 ml / 2 fl oz de agua

2 cucharadas de jerez seco (opcional)

½ cucharadita de jugo de limón

sal y pimienta negra recién molida, al gusto

Corta 100 g / 4 oz de los champiñones y reserva. Pique en trozos grandes los champiñones y los tallos restantes. Combine los champiñones picados, el caldo y la salsa de soja en la olla de cocción lenta. Tape y cocine a temperatura baja durante 4 a 6 horas. Procese la sopa en un procesador de alimentos o licuadora hasta que quede suave. Regrese a la olla de cocción lenta. Agrega los champiñones en rodajas. Tape y cocine a temperatura alta durante 30 minutos. Agregue la harina de maíz y el agua combinados, revolviendo durante 2-3 minutos. Agregue el jerez y el jugo de limón. Sazone al gusto con sal y pimienta.

Sopa De Champiñones Y Limón

Los champiñones frescos y secos se combinan en esta sopa de rico sabor y acento de limón.

Para 6

375 ml / 13 fl oz de agua caliente

25 g / 1 oz de porcini seco u otros hongos secos

750 ml / 1¼ pintas Caldo de pollo rico o caldo de pollo o verduras

50 ml / 2 fl oz de vino blanco seco (opcional)

225 g / 8 oz de champiñones marrones, cortados en cuartos

1 cebolla, finamente rebanada

4 dientes de ajo grandes, triturados

1 cucharadita de hojas de romero secas

pulpa de ½ limón, picada

15 g / ½ oz de perejil picado

50 ml / 2 fl oz de agua

2 cucharadas de harina de maíz

sal y pimienta negra recién molida, al gusto

Bruschetta (ver más abajo)

Vierta el agua caliente sobre los hongos porcini en un bol. Deje reposar hasta que se ablande, unos 20 minutos. Retire los champiñones con una espumadera. Colar el líquido a través de una doble capa de muselina y reservar. Inspeccione los champiñones con cuidado, enjuagando si es necesario, para quitarles la arena. Picar en trozos grandes.

Combine los hongos porcini y el líquido reservado con los ingredientes restantes, excepto el limón, el perejil, el agua, la harina de maíz, la sal, la pimienta y la Bruschetta, en la olla de cocción lenta. Tape y cocine a temperatura baja durante 6 a 8 horas, agregando el limón y el perejil durante los últimos 5 minutos. Agregue el agua y la harina de maíz combinados durante 2-3 minutos. Sazone al gusto con sal y pimienta. Coloque una Bruschetta en cada tazón de sopa y sirva la sopa con un cucharón.

Bruschetta V

Delicioso con tantas recetas, este está particularmente feliz con los sabores de estilo mediterráneo.

Hace 6

6 rebanadas de pan francés (2 cm / ¾ in)
spray de aceite de oliva para cocinar
1 diente de ajo cortado por la mitad

Rocíe ambos lados del pan ligeramente con aceite en aerosol. Ase en una bandeja para hornear a 3 cm de la fuente de calor, hasta que se dore, 2-3 minutos por cada lado. Frote los lados superiores del pan con los lados cortados del ajo.

Sopa de Cebolla Blanca V

La dulzura suave de las cebollas blancas hace que esta sopa sea diferente, pero pruébala también con otras variedades de cebolla. Para un sabor más rico, dore las cebollas en una sartén antes de agregarlas a la olla de cocción lenta.

Para 8 porciones

1,5 litros / 2½ pintas de caldo de verduras

6 cebollas blancas grandes, en rodajas finas

2 dientes de ajo machacados

1 cucharadita de azucar

1½ cucharadita de salvia seca

2 hojas de laurel

2-3 cucharadas de harina de maíz

50 ml / 2 fl oz de agua

sal y pimienta blanca, al gusto

cebolletas cortadas en tiras o cebolletas tiernas en rodajas, para decorar

Combine todos los ingredientes, excepto la harina de maíz, el agua, la sal y la pimienta blanca en una olla de cocción lenta de 5.5 litros / 9½ pinta. Cubra y cocine a temperatura alta durante 5 a 6 horas. Desecha las hojas de laurel. Agregue la harina de maíz y el agua combinados, revolviendo durante 2-3 minutos. Procese la sopa en un procesador de alimentos o licuadora hasta que quede suave.

Sazone al gusto con sal y pimienta blanca. Sirva tibio o frío.

Espolvoree cada plato de sopa con cebollino o cebolleta.

Sopa de tres cebollas con champiñones V

Para una sopa con un sabor más rico, espolvoree las cebollas, los puerros y las chalotas con 1 cucharadita de azúcar y cocine en 1 cucharada de mantequilla en una sartén grande a fuego medio-bajo hasta que las cebollas estén doradas, aproximadamente 15 minutos.

Para 6

1,5 litros / 2½ pintas de caldo de verduras

6 cebollas, en rodajas finas

2 puerros pequeños, en rodajas finas

150 g / 5 oz de chalotas o cebolletas, picadas

175 g / 6 oz de champiñones, en rodajas

1 cucharadita de azucar

sal y pimienta negra recién molida, al gusto

Combine todos los ingredientes, excepto la sal y la pimienta, en la olla de cocción lenta. Tape y cocine a temperatura baja durante 6 a 8 horas. Sazone al gusto con sal y pimienta.

Sopa de Cebolla Roja y Manzana con Curry

La cocción lenta resalta la dulzura de las cebollas rojas, lo que le da un sabor completo a esta sopa de otoño.

Para 6

1.5 litros / 2½ pintas Caldo de pollo rico o caldo de pollo o vegetales

550 g / 1¼ lb de cebollas rojas, en rodajas finas

4 manzanas para cocinar agrias, peladas y ralladas gruesas

1 zanahoria, en cubos (1 cm / ½ in)

1 hoja de laurel grande

1 cucharadita de curry en polvo

1 cucharadita de chile en polvo

¼ de cucharadita de tomillo seco

¼ de cucharadita de pimienta gorda molida

sal y pimienta negra recién molida, al gusto

chutney de mango, para decorar

Combine todos los ingredientes, excepto la sal y la pimienta, en la olla de cocción lenta. Cubra y cocine a temperatura alta durante 4 a 5 horas. Desecha la hoja de laurel. Sazone al gusto con sal y pimienta. Sirva con chutney para incorporar a la sopa.

Sopa de Cebolla y Puerros con Pasta V

Todo el sabor y las propiedades saludables de estas verduras de la familia del allium se encuentran en un cuenco de esta sopa. Tiene muchas opciones para elegir cuando se trata de formas de pasta adecuadas para usar. Sopa de pasta, farfalle o conchiglie están bien.

Para 6

1,75 litros / 3 pintas de caldo de verduras

8 cebollas, en rodajas

2 puerros medianos (solo las partes blancas), en rodajas

6 dientes de ajo machacados

1 cucharadita de azucar

100 g / 4 oz de pasta, cocida

sal y pimienta blanca, al gusto

6 cucharaditas de queso parmesano recién rallado

Combine todos los ingredientes, excepto la pasta, la sal, la pimienta blanca y el queso parmesano, en la olla de cocción lenta. Tape y cocine a temperatura alta durante 4-5 horas, agregando la pasta durante los últimos 20 minutos. Sazone al gusto con sal y pimienta blanca. Espolvoree cada plato de sopa con 1 cucharadita de queso parmesano.

Sopa de guisantes canadiense

Una deliciosa versión de este conocido clásico.

Para 4 personas

1,2 litros / 2 pintas de agua

225 g / 8 oz de guisantes amarillos secos secos

50 g / 2 oz de cerdo salado magro cortado en cubitos

1 cebolla pequeña, cortada en cuartos

1 puerro (solo la parte blanca), en rodajas

1 zanahoria en rodajas

1 chirivía pequeña, en cubos

1 tomate grande, picado

1 diente de ajo machacado

2 dientes enteros

1 cucharadita de tomillo seco

1 hoja de laurel

sal y pimienta negra recién molida, al gusto

Combine todos los ingredientes, excepto la sal y la pimienta, en la olla de cocción lenta. Tape y cocine a temperatura baja durante 6 a 8 horas. Desecha la hoja de laurel. Sazone al gusto con sal y pimienta.

Vichyssoise de chile picante V

La sopa de papa nunca será aburrida si se sirve al estilo Tex-Mex.
¡Esta versión, preparada con chiles, sin duda tiene un gran impacto!

Para 6

1 litro / 1¾ pintas de caldo de verduras

450 g / 1 lb de papas rojas nuevas, sin pelar, cortadas por la mitad

1 puerro mediano (solo la parte blanca), en rodajas

1 chile poblano, muy finamente picado

1 jalapeño u otro chile mediano picante, muy finamente picado

6 dientes de ajo pelados

1½ cucharadita de comino molido

½ cucharadita de chile en polvo

½ cucharadita de orégano seco

175 ml / 6 fl oz de leche semidesnatada

1 cucharada de harina de maíz

10 g / ¼ oz de cilantro fresco picado

sal al gusto

Combine todos los ingredientes, excepto la leche, la harina de maíz, el cilantro y la sal, en una olla de cocción lenta de 5.5 litros / 9½ pinta. Cubra y cocine a temperatura alta durante 4 a 5 horas. Agregue la leche y la harina de maíz combinadas, revolviendo durante 2-3 minutos. Procese la sopa en un procesador de alimentos o licuadora hasta que quede suave. Agrega el cilantro. Sazonar con sal. Sirva tibio o frío.

Sopa De Calabaza Y Jengibre V

Calabaza brillante con un toque de jengibre, ¡preciosa! La calabaza de invierno amarilla, como la nuez o la cebolla, se puede sustituir por la calabaza.

Para 6

750 ml / 1¼ pintas de caldo de verduras
1 calabaza pequeña (aproximadamente 900 g / 2 lb), pelada, sin semillas y en cubos
2 cebollas picadas
1 cucharada de jengibre fresco picado
1 cucharadita de ajo machacado
120 ml / 4 fl oz de vino blanco seco o caldo de verduras
½ cucharadita de clavo molido
sal y pimienta negra recién molida, al gusto

Combine todos los ingredientes, excepto la sal y la pimienta, en la olla de cocción lenta. Cubra y cocine a temperatura alta durante 4 a 5 horas. Procese la sopa en un procesador de alimentos o licuadora hasta que quede suave. Sazone al gusto con sal y pimienta.

Sopa de Espinacas y Pasta con Albahaca V

Los garbanzos y las espinacas son cómodos socios mediterráneos. Aquí se sirven en una sopa aromatizada con albahaca. Sirve con pan de ajo o focaccia.

Para 4 personas

1,5 litros / 2½ pintas de caldo de verduras
1 cebolla pequeña finamente picada
1 diente de ajo machacado
1–1½ cucharadita de hojas secas de albahaca
75 g / 3 oz de tomates ciruela picados, frescos o enlatados
150 g / 5 oz de garbanzos enlatados escurridos, enjuagados
275 g / 10 oz de espinacas picadas congeladas, descongeladas
75 g / 3 oz de fideos, partidos y cocidos
sal y pimienta negra recién molida, al gusto
2 cucharadas de queso parmesano recién rallado, para decorar

Combine todos los ingredientes, excepto las espinacas, la pasta, la sal y la pimienta, en la olla de cocción lenta. Tape y cocine a temperatura alta durante 4 a 6 horas, agregando las espinacas y la pasta durante los últimos 30 minutos. Sazone al gusto con sal y pimienta. Espolvorea cada plato de sopa con queso parmesano.

Sopa de Espinacas y Pasta con Jamón y Frijoles

Esto hace una sopa de primer plato sustancial, así que combínela con un plato principal ligero.

Para 4 personas

1,5 litros / 2½ pintas de caldo de verduras o pollo

225-350 g / 8-12 oz de lomo de cerdo deshuesado, en cubos

1 cebolla pequeña finamente picada

1 diente de ajo machacado

1–1½ cucharadita de hojas secas de albahaca

75 g / 3 oz de tomates ciruela picados, frescos o enlatados

150 g / 5 oz de judías verdes o judías cannellini en lata, escurridas y enjuagadas

275 g / 10 oz de espinacas picadas congeladas, descongeladas

75 g / 3 oz de fideos, partidos y cocidos

sal y pimienta negra recién molida, al gusto

2 cucharadas de queso parmesano recién rallado, para decorar

Combine todos los ingredientes, excepto las espinacas, la pasta, la sal y la pimienta, en la olla de cocción lenta. Tape y cocine a temperatura alta durante 4 a 6 horas, agregando las espinacas y la pasta durante los últimos 30 minutos. Sazone al gusto con sal y pimienta. Espolvorea cada plato de sopa con queso parmesano.

Sopa de calabaza bellota V

Las especias dulces complementan esta sopa de otoño, haciéndola especialmente cálida. También funcionará bien con cualquier calabaza de invierno o calabaza.

Para 6

450 ml / ¾ pinta de caldo de verduras
2 calabazas de bellota medianas, peladas y cortadas en cubos
1 cebolla picada
½ cucharadita de canela molida
¼ de cucharadita de cilantro molido
¼ de cucharadita de comino
120 ml / 4 fl oz de leche semidesnatada
1 cucharada de vinagre de sidra
sal y pimienta negra recién molida, al gusto

Combine todos los ingredientes, excepto la leche, el vinagre, la sal y la pimienta, en la olla de cocción lenta. Tape y cocine a temperatura baja durante 6 a 8 horas. Procese la sopa, la leche y el vinagre en un procesador de alimentos o licuadora hasta que quede suave. Sazone al gusto con sal y pimienta.

Sopa de manzana y calabaza V

Esta sopa es la oferta perfecta de otoño, combinando las calabazas recién maduradas con el brillante sabor de la sidra y amenizado con especias.

Para 8 porciones

750 ml / 1¼ pintas de caldo de verduras

350 ml de sidra

1 calabaza grande (aproximadamente 1,25 kg / 2½ lb), pelada, sin semillas y en cubos

2 manzanas para cocinar ácidas, peladas, sin corazón y picadas

3 cebollas picadas

2 cucharaditas de canela en polvo

¼ de cucharadita de jengibre molido

¼ de cucharadita de clavo molido

una pizca de nuez moscada recién rallada

sal y pimienta negra recién molida, al gusto

Crema agria especiada (ver más abajo)

Combine todos los ingredientes, excepto la sal, la pimienta y la crema agria especiada, en la olla de cocción lenta. Cubra y cocine a temperatura alta durante 4 a 5 horas. Procese la sopa en un procesador de alimentos o licuadora hasta que quede suave. Sazone al gusto con sal y pimienta. Sirva con crema agria especiada.

Crema agria especiada V

Esta crema ligeramente picante combina especialmente bien con las sopas orientales.

Sirve 8 como acompañamiento

120 ml de crema agria

1 cucharadita de azucar

½ cucharadita de canela molida

una pizca de jengibre molido

1-2 cucharaditas de jugo de limón

Combina todos los ingredientes.

Bisque de calabaza e hinojo V

Una sopa deliciosa: puede diluir con caldo adicional si es necesario.

Para 6

750 ml / 1¼ pintas de caldo de verduras

1 bulbo de hinojo, en rodajas

1 rama de apio, en rodajas

275 g / 10 oz de papa enharinada, pelada y cortada en cubos

75 g / 3 oz de chalotas picadas

3 cebolletas picadas

2 dientes de ajo machacados

50 g / 2 oz de espinaca picada

120 ml / 4 fl oz de leche semidesnatada

1 cucharada de harina de maíz

sal y pimienta blanca, al gusto

pimienta de cayena, para decorar

Ajo de migas de pan

Combine el caldo, el hinojo, el apio, la papa, los chalotes, las cebollas y el ajo en la olla de cocción lenta. Tape y cocine a temperatura alta durante 4-5 horas, agregando la col rizada y la leche y la harina mezcladas durante los últimos 15 minutos. Procese la sopa en un procesador de alimentos o licuadora hasta que quede suave. Sazone al gusto con sal y pimienta blanca. Sirva tibio o frío. Espolvoree cada plato de sopa con pimienta de cayena y cubra con Croûtons de ajo.

Crema de Tomate

Una sopa similar a la sopa de tomate enlatada de marca favorita que todos recordamos haber comido cuando éramos niños. Los tomates enlatados son necesarios para el sabor, así que no los sustituya por frescos.

Para 4 personas

450 ml / ¾ pinta de leche entera

400 g / 14 oz lata de tomates picados

1-2 cucharaditas de caldo de res en gránulos o un cubo de caldo de res

3 cucharadas de harina de maíz

una pizca de bicarbonato de sodio

2 cucharaditas de azúcar

25 g / 1 oz de mantequilla o margarina

sal y pimienta negra recién molida, al gusto

Combine 250 ml de leche, los tomates y los gránulos de caldo en la olla de cocción lenta. Tape y cocine a temperatura baja durante 3 a 4 horas. Procese en un procesador de alimentos o licuadora hasta que quede suave, luego regrese a la olla de cocción lenta. Tape y cocine a temperatura alta durante 10 minutos. Agregue la leche restante y la harina de maíz combinadas, revolviendo durante 2 a 3 minutos. Agregue el bicarbonato de sodio, azúcar y mantequilla o margarina. Sazone al gusto con sal y pimienta.

Gazpacho de invierno

Esta versión caliente de gazpacho trae sabores de huerta y una brillante variedad de guarniciones a la mesa de la cena de invierno.

Para 6

1 litro / 1¾ pintas de jugo de tomate

1 zanahoria picada

1 rama de apio picado

½ pimiento verde picado

2 cucharaditas de salsa Worcestershire

1 cucharadita de caldo de res en gránulos o un cubo de caldo de res

¼ de cucharadita de estragón seco

75 g / 3 oz de espinacas

sal y pimienta de cayena, al gusto

1 cebolla pequeña picada

1 huevo duro

1 aguacate pequeño, cortado en cubos

Ajo de migas de pan

Combine el jugo de tomate, la zanahoria, el apio, la pimienta, la salsa inglesa, los gránulos de caldo y el estragón en la olla de cocción lenta. Tape y cocine a temperatura alta durante 4-5 horas agregando las espinacas durante los últimos 15 minutos. Procese la sopa en un procesador de alimentos o licuadora hasta que quede suave. Sazone al gusto con sal y pimienta de cayena. Sirva en tazones poco profundos. Espolvorear con cebolla picada, huevo, aguacate y croûtons de ajo.

Sopa de dos tomates V

El sabor concentrado de los tomates secados al sol realza el sabor de la sopa de tomates maduros.

Para 6

1 litro / 1¾ pintas de caldo de verduras

700 g / 1½ lb de tomates maduros o enlatados picados

2 cebollas picadas

1 rama de apio picado

1 zanahoria picada

2 cucharaditas de dientes de ajo machacados

1 papa grande enharinada, pelada y en cubos

25 g / 1 oz de tomates secados al sol (no en aceite), a temperatura ambiente

½ cucharadita de hojas secas de albahaca

120 ml / 4 fl oz de leche semidesnatada

2-3 cucharaditas de azúcar

sal y pimienta negra recién molida, al gusto

Combine todos los ingredientes, excepto la leche, el azúcar, la sal y la pimienta, en la olla de cocción lenta. Cubra y cocine a temperatura alta durante 4 a 5 horas. Procese la sopa y la leche en un procesador de alimentos o licuadora hasta que quede suave. Sazone al gusto con azúcar, sal y pimienta.

Sopa de dos tomates al horno V

Esto lo convierte en un entrante muy impresionante para una cena.

Para 6

1 cantidad de sopa de dos tomates (ver arriba)
375 g / 13 oz de hojaldre ya enrollado
1 huevo batido
2 cucharadas de queso parmesano recién rallado

Prepare la sopa como se indica arriba y viértala en tazones para horno. Corta la masa en 6 rondas un poco más grandes que el tamaño de la parte superior de los tazones. Humedecer los bordes de la masa con huevo y colocar encima de los cuencos, presionando suavemente sobre los bordes. Unte con huevo y espolvoree cada uno con 1 o 2 cucharaditas de queso parmesano recién rallado. Hornear a 190ºC / gas 5 / horno ventilador 170ºC hasta que la masa esté inflada y dorada, unos 20 minutos.

Bisque de tomate ahumado

Corvejones de cerdo ahumados y una amplia gama de verduras, hierbas y especias dan un sabor rico y pleno a esta sopa de tomate.

Para 8 porciones

600 ml / 1 pinta de caldo de res

2 latas de 400 g / 14 oz de tomates picados

175 g / 6 oz de puré de tomate

2 corvejones de cerdo ahumados pequeños

1 cebolla grande picada

1 papa, pelada y en cubos

1 zanahoria en rodajas

1 pimiento rojo pequeño

2 ramas de apio, en rodajas

2 dientes de ajo machacados

1 cucharadita de tomillo seco

½ cucharadita de pimienta de Jamaica molida

½ cucharadita de curry en polvo

375 ml / 13 fl oz de leche entera

2 cucharadas de harina de maíz

1 cucharadita de azucar

sal y pimienta negra recién molida, al gusto

Combine todos los ingredientes, excepto la leche, la harina de maíz, el azúcar, la sal y la pimienta, en la olla de cocción lenta.

Cubra y cocine a temperatura alta durante 4 a 5 horas. Deseche los corvejones de cerdo. Procese la sopa y 250 ml / 8 fl oz de leche en un procesador de alimentos o licuadora hasta que quede suave. Regrese a la olla de cocción lenta. Tape y cocine a temperatura alta durante 10 minutos. Agregue la leche restante combinada, la harina de maíz y el azúcar, revolviendo durante 2-3 minutos. Sazone al gusto con sal y pimienta.

Sopa picante de tomate y verduras

Los tomates italianos hacen que esta sabrosa sopa de verduras con un toque de guindilla sea especialmente buena.

Para 6

450 ml / ¾ pinta de caldo de res

2 latas de 400 g / 14 oz de tomates pera italianos

50 ml / 2 fl oz de vino blanco seco

1 cucharadita de jugo de limón

1 cebolla picada

1 rama de apio grande, picada

1 zanahoria picada

1 pimiento rojo picado

¾ cucharadita de sal de apio

una pizca de hojuelas de chile triturado

sal y pimienta negra recién molida, al gusto

Combine todos los ingredientes, excepto la sal y la pimienta, en la olla de cocción lenta. Cubra y cocine a temperatura alta durante 4 a 5 horas. Procese la sopa en un procesador de alimentos o licuadora hasta que quede suave. Sazone al gusto con sal y pimienta. Sirva caliente o refrigere y sirva frío.

Crema de nabo V

Una verdura muy subestimada, esta receta realmente resalta el sabor.

Para 6

900 ml / 1½ pintas de caldo de verduras

350 g / 12 oz nabos, picados

1 papa grande enharinada, pelada y en cubos

1 cebolla picada

2 dientes de ajo machacados

120 ml / 4 fl oz de leche semidesnatada

1 cucharada de harina de maíz

75 g / 3 oz de queso suizo, rallado

½ cucharadita de tomillo seco

sal y pimienta blanca, al gusto

macis molida o nuez moscada recién rallada, para decorar

Combine el caldo, los nabos, la papa, la cebolla y el ajo en la olla de cocción lenta. Tape y cocine a temperatura baja durante 6 a 8 horas. Tritura la sopa, la leche, la maicena, el queso y el tomillo en un procesador de alimentos o licuadora hasta que quede suave. Sazone al gusto con sal y pimienta blanca. Espolvoree cada plato de sopa con macis o nuez moscada.

Sopa de jardín V

Una sopa ligera y colorida, que presenta una atractiva mezcla de verduras.

Para 6

1 litro / 1¾ pintas de caldo de verduras

2 cebollas picadas

150 g / 5 oz de frijoles cannellini enlatados, escurridos y enjuagados

½ pimiento rojo, cortado en cubitos

1 rama de apio, cortada en cubitos

1 zanahoria cortada en cubitos

2 dientes de ajo machacados

1 hoja de laurel

1½ cucharadita de condimento de hierbas italianas secas

65 g / 2½ oz de calabaza amarilla de verano cortada en cubitos,
como una empanada

65 g / 2½ oz de calabacines

2 tomates medianos, cortados en cubitos

sal y pimienta negra recién molida, al gusto

Combine todos los ingredientes, excepto la calabaza, los
calabacines, los tomates, la sal y la pimienta, en la olla de cocción
lenta. Tape y cocine a temperatura baja durante 6 a 8 horas,
agregando la calabaza, los calabacines y los tomates durante los

últimos 30 minutos. Desecha la hoja de laurel. Sazone al gusto con sal y pimienta.

Sopa de muchas verduras V

Los espárragos, los champiñones y el brócoli se combinan con las tradicionales verduras para sopa para hacer una combinación inusual y deliciosa. Puede usar cualquier verdura que desee, por lo que es una sopa ideal para hacer cuando necesite usar las sobras en el refrigerador.

Para 4 personas

450 ml / ¾ pinta de caldo de verduras

½ cucharadita de estragón seco

1 zanahoria picada en trozos grandes

1 rama de apio, picada en trozos grandes

1 cebolla picada en trozos grandes

50 g / 2 oz de champiñones, picados en trozos grandes

100 g / 4 oz de floretes de brócoli pequeños, picados en trozos grandes

175 g / 6 oz de espárragos, en rodajas (2,5 cm / 1 pulgada)

250 ml / 8 fl oz de yogur natural

2 cucharadas de harina de maíz

sal y pimienta negra recién molida, al gusto

Combine el caldo, el estragón y las verduras, excepto los espárragos, en la olla de cocción lenta. Tape y cocine a temperatura baja durante 6 a 8 horas, agregando los espárragos durante los últimos 20 minutos. Agregue el yogur y la harina de maíz combinados, revolviendo durante 2 a 3 minutos. Sazone al gusto con sal y pimienta.

Stracciatelle con Mini-albóndigas

Las albóndigas de pavo son un verdadero placer cuando se sirven en tamaño pequeño con una sabrosa sopa. Cuando revuelves las claras de huevo en la sopa caliente, parecen hilos o, en italiano, stracciatelle, 'trapos rasgados'.

Para 4 personas

1 litro / 1¾ pintas de caldo de pollo

100 g / 4 oz de espinacas, en rodajas

Albóndigas de pavo (ver más abajo)

1 rama de apio picado

1 cebolla picada

1 zanahoria en rodajas

50 g / 2 oz de pastina u otra pasta pequeña para sopa

1 clara de huevo, ligeramente batida

sal y pimienta negra recién molida, al gusto

queso parmesano rallado, para decorar

Combine todos los ingredientes, excepto la pasta, la clara de huevo, la sal y la pimienta, en la olla de cocción lenta. Tape y cocine a temperatura baja durante 6 a 8 horas, agregando la pasta durante los últimos 30 minutos. Incorpora lentamente la clara de huevo a la sopa. Sazone al gusto con sal y pimienta. Adorne cada plato de sopa con queso parmesano.

Albóndigas De Pavo

Estas sabrosas albóndigas se pueden agregar a cualquier cantidad de sopas, pero particularmente se adaptan a las bastante sustanciales.

Rinde 24 albóndigas

225 g / 8 oz de pavo magra picado

½ cebolla pequeña, muy finamente picada

2 cucharadas de pan rallado seco sazonado

1 cucharada de queso parmesano recién rallado

2 cucharadas de puré de tomate

Combine todos los ingredientes en un bol. Forme 24 albóndigas pequeñas con la mezcla y agréguelas a la sopa antes de cocinar.

Sopa de verduras y cebada

La cebada perlada es una adición tradicional a las sopas, y aquí realza una sopa de frijoles, papas y repollo a base de tomate. Cualquier verdura que le guste se puede sustituir por las enumeradas.

Para 8 porciones

2,25 litros / 4 pintas de caldo de res

400 g / 14 oz de salsa de tomate preparada

350 g / 12 oz de papas, peladas y cortadas en cubos

275 g / 10 oz de frijoles franceses, cortados en trozos cortos

225 g / 8 oz de repollo, en rodajas finas

25 g / 1 oz de perejil finamente picado

1 cucharada de condimento de hierbas italianas secas

1-2 cucharaditas de chile en polvo

65 g / 2½ oz de cebada perlada

sal y pimienta negra recién molida, al gusto

Combine todos los ingredientes, excepto la cebada, la sal y la pimienta, en una olla de cocción lenta de 5.5 litros / 9½ pinta. Tape y cocine a temperatura alta durante 2 horas. Agrega la cebada y cocina por 2 horas. Sazone al gusto con sal y pimienta.

Sopa de frijoles y cebada con col rizada

Esta nutritiva sopa con una suave pizca de chile es un gran comienzo para cualquier comida.

Para 8 porciones

1,75 litros / 3 pintas Caldo de carne fragante o caldo de carne

2 latas de 400 g / 14 oz de frijoles cannellini, enjuagados y escurridos

3 cebollas picadas

1 zanahoria grande, picada

225 g / 8 oz de champiñones, en rodajas

1 cucharadita de ajo machacado

¼ de cucharadita de hojuelas de chile triturado, al gusto

2 cucharaditas de tomillo seco

90 g / 3½ oz de cebada perlada

225 g / 8 oz de col rizada en rodajas

1 cucharada de jugo de limón

sal y pimienta negra recién molida, al gusto

Combine todos los ingredientes, excepto la cebada, la col rizada, el jugo de limón, la sal y la pimienta, en una olla de cocción lenta de 5.5 litros / 9½ pinta. Tape y cocine a temperatura alta durante 2 a 3 horas. Agrega la cebada y cocina por 2 horas, agregando la col rizada durante los últimos 30 minutos. Agregue el jugo de limón. Sazone al gusto con sal y pimienta.

Sopa de alubias y espinacas

Una sopa deliciosa y abundante con el sabor carnoso del cerdo ahumado y un sabor saludable creado por muchas verduras.

Para 6

2,25 litros / 4 pintas de caldo de pollo

1 corvejón de cerdo ahumado (opcional)

275 g / 10 oz de judías verdes secas, enjuagadas

1 cebolla grande picada

2 dientes de ajo machacados

2 zanahorias grandes, en rodajas

2 ramas de apio, en rodajas

2 hojas de laurel

¾ cucharadita de mejorana seca

¾ cucharadita de tomillo seco

¾ cucharadita de albahaca seca

50 g / 2 oz de cebada perlada

400 g / 14 oz de tomates en lata

275 g / 10 oz de espinacas picadas congeladas, descongeladas

sal y pimienta de cayena, al gusto

Combine todos los ingredientes, excepto la cebada, los tomates, las espinacas, la sal y la pimienta de cayena, en una olla de cocción lenta de 5.5 litros / 9½ pinta. Tape y cocine a fuego lento hasta que los frijoles estén tiernos, de 6 a 8 horas. Agrega la cebada y cocina por 2 horas, agregando los tomates y las espinacas durante los últimos 30 minutos. Deseche el corvejón de cerdo y las hojas de laurel. Sazone al gusto con sal y pimienta de cayena.

Sopa de lentejas

Esta deliciosa sopa es buena en un día frío y es rápida de preparar. Las lentejas tienen un buen sabor salado y funcionan excepcionalmente bien cocinadas de esta manera.

Para 6

2,25 litros / 4 pintas de agua

1 corvejón de cerdo ahumado grande

450 g / 1 libra de lentejas marrones secas

2 cebollas finamente picadas

1 rama de apio finamente picada

1 zanahoria finamente picada

2 cucharaditas de azúcar

2 cucharaditas de caldo de res en gránulos o un cubo de caldo de res

¼ de cucharadita de mostaza seca en polvo

½ cucharadita de tomillo seco

sal y pimienta de cayena, al gusto

Combine todos los ingredientes, excepto la sal y la pimienta de cayena, en una olla de cocción lenta de 5.5 litros / 9½ pinta. Tape y cocine a temperatura baja durante 6 a 8 horas. Deseche el corvejón de cerdo. Sazone al gusto con sal y pimienta de cayena.

Sopa de Lentejas con Orzo

La pasta en forma de arroz llamada orzo hace que una sopa simple sea emocionante.

85

Para 6

450 ml / ¾ pinta de caldo de res

2 latas de 400 g / 14 oz de tomates ciruela

250 ml / 8 fl oz de agua

225 g / 8 oz de lentejas secas

4 cebollas, picadas o muy finamente picadas

1 zanahoria grande, picada

1 rama de apio grande, picada

3 dientes de ajo grandes, triturados

1 cucharadita de hojas de orégano secas

¼ de cucharadita de hojuelas de chile picado

100 g / 4 oz de orzo u otra pasta pequeña para sopa

175 g / 6 oz de espinacas, en rodajas

sal y pimienta negra recién molida, al gusto

Combine todos los ingredientes, excepto el orzo, las espinacas, la sal y la pimienta, en una olla de cocción lenta de 5.5 litros / 9½ pinta. Tape y cocine a temperatura alta durante 4-5 horas, agregando el orzo y las espinacas durante los últimos 30 minutos. Sazone al gusto con sal y pimienta.

Sopa De Lentejas Y Salchichas

Una sopa espesa y abundante acentuada con el sabor robusto de la salchicha. Usa las salchichas que te gusten. Incluso podrías probar algunas salchichas de caza para obtener un sabor más pronunciado.

Para 4 personas

175 g / 6 oz de salchicha de cerdo o ternera de buena calidad, sin tripa

1,5 litros / 2½ pintas de caldo de res

200 g / 7 oz de tomates picados

225 g / 8 oz de lentejas rojas

2 cebollas picadas

1 zanahoria mediana, picada

½ cucharadita de tomillo seco

1 hoja de laurel pequeña

1 cucharadita de jugo de limón

sal y pimienta negra recién molida, al gusto

Cocina la salchicha en una sartén a fuego medio, desmenuzando con un tenedor, hasta que se dore, unos 8 minutos. Combine la salchicha y los ingredientes restantes, excepto el jugo de limón, la sal y la pimienta, en una olla de cocción lenta de 5.5 litros / 9½ pinta. Tape y cocine a temperatura baja durante 6 a 8 horas. Desecha la hoja de laurel. Sazone al gusto con jugo de limón, sal y pimienta.

Sopa de Lentejas con Hinojo

Use caldo de verduras en lugar de carne de res si desea hacer una versión vegetariana de esta sabrosa sopa a base de lentejas.

Para 4 personas

1 bulbo de hinojo pequeño, cortado en rodajas

1,5 litros / 2½ pintas de caldo de res

200 g / 7 oz de tomates picados

225 g / 8 oz de lentejas rojas

2 cebollas picadas

1 zanahoria mediana, picada

½ cucharadita de semillas de hinojo trituradas

1 hoja de laurel pequeña

1 cucharadita de jugo de limón

sal y pimienta negra recién molida, al gusto

Reserve algunas hojas de hinojo y píquelas en trozos grandes. Combine los ingredientes, excepto el jugo de limón, la sal y la pimienta, en la olla de cocción lenta. Tape y cocine a temperatura baja durante 6 a 8 horas. Desecha la hoja de laurel. Sazone al gusto con jugo de limón, sal y pimienta. Adorne con las tapas de hinojo reservadas.

Sopa holandesa de guisantes

Una delicia rica y deliciosa.

Para 4 personas

1,2 litros / 2 pintas de agua

225 g / 8 oz de guisantes verdes partidos secos

100 g / 4 oz de salchicha ahumada

1 puerro (solo partes blancas), en rodajas

1 rama de apio, en rodajas

1 zanahoria en rodajas

50 g / 2 oz de apio nabo, en cubos

1 tomate grande, picado

1 diente de ajo machacado

1 cucharadita de tomillo seco

1 hoja de laurel

sal y pimienta negra recién molida, al gusto

Combine todos los ingredientes, excepto la sal y la pimienta, en la olla de cocción lenta. Tape y cocine a temperatura baja durante 6 a 8 horas. Retire la salchicha. Procese la sopa en un procesador de alimentos o licuadora hasta que quede suave. Corta la salchicha en rodajas y mézclala con la sopa. Sazone al gusto con sal y pimienta.

Jardinière de sopa de guisantes partidos

Esta sopa de arvejas partidas al estilo del jardinero está aromatizada a la antigua con hueso de jamón, puerro, nabo y zanahoria.

Para 4 personas

1,2 litros / 2 pintas de agua

225 g / 8 oz de guisantes verdes partidos secos

1 hueso de jamón carnoso

1 cebolla pequeña, cortada en cuartos

1 puerro (solo partes blancas), en rodajas

1 rama de apio, en rodajas

1 zanahoria en rodajas

1 nabo pequeño, cortado en cubos

1 tomate grande, picado

1 diente de ajo machacado

2 dientes enteros

1 cucharadita de tomillo seco

1 hoja de laurel

sal y pimienta negra recién molida, al gusto

Combine todos los ingredientes, excepto la sal y la pimienta, en la olla de cocción lenta. Tape y cocine a temperatura baja durante 6 a 8 horas. Retire el hueso de jamón. Retirar y desmenuzar la carne.

Regrese la carne desmenuzada a la sopa. Deseche los huesos y la hoja de laurel. Sazone al gusto con sal y pimienta.

Anacardos con ajo y romero V

Esta receta es deliciosa hecha con cualquier tipo de nuez y se almacena bien, por lo que vale la pena hacer una gran cantidad. Almacenar en un recipiente hermético.

Para 24

700 g / 1½ lb de anacardos

40 g / 1½ oz de mantequilla o margarina, derretida

1 cucharada de azúcar

3 cucharadas de hojas de romero secas, trituradas

¾ cucharadita de pimienta de cayena

½ cucharadita de ajo en polvo

Caliente la olla de cocción lenta a temperatura alta durante 15 minutos. Agrega los anacardos. Rocíe la mantequilla o la margarina sobre los anacardos y mezcle. Espolvoree con los ingredientes restantes combinados y mezcle. Tape y cocine a temperatura baja durante 2 horas, revolviendo cada hora. Enciende el fuego a Alto. Destape y cocine por 30 minutos, revolviendo después de 15 minutos. Baja el fuego para mantenerlo caliente para servir o retira de la olla de cocción lenta y deja enfriar.

Almendras con Ajo y Pimienta V

Las almendras mantecosas con ajo y pimienta combinan bien con las bebidas. ¡Pruebe una mezcla de granos de pimienta negros, rojos y verdes molidos gruesos para darle un toque gourmet! Haga una cantidad y guárdela en un recipiente hermético.

Para 24

700 g / 1½ lb de almendras enteras sin blanquear
50 g / 2 oz de mantequilla o margarina, derretida
3 dientes de ajo machacados
2-3 cucharaditas de pimienta molida gruesa

Caliente la olla de cocción lenta a temperatura alta durante 15 minutos. Agrega las almendras. Rocíe la mantequilla o la margarina sobre las almendras y mezcle. Espolvoree con ajo y pimienta y revuelva. Tape y cocine a temperatura baja durante 2 horas, revolviendo cada 30 minutos. Enciende el fuego a Alto. Destape y cocine por 30 minutos, revolviendo después de 15 minutos. Baje el fuego a Bajo para mantenerlo caliente para servir o retírelo de la olla de cocción lenta y déjelo enfriar.

Nueces glaseadas con especias V

Puedes usar cualquier nuez para esta receta. Haga una cantidad y guárdela en un recipiente hermético.

Para 24

130 g / 4½ oz de mantequilla o margarina, derretida
50 g / 2 oz de azúcar glas
1 cucharadita de canela en polvo
1 cucharadita de especias mixtas
700 g / 1½ lb de nueces mixtas

Caliente la olla de cocción lenta a temperatura alta durante 15 minutos. Mezcle la mantequilla o margarina, el azúcar y las especias. Vierta las nueces en un tazón grande y mezcle. Transfiera la mezcla a la olla de cocción lenta. Tape y cocine a temperatura alta durante 30 minutos. Destape y cocine hasta que las nueces estén crujientes y glaseadas, de 45 a 60 minutos, revolviendo cada 20 minutos. Vierta las nueces en una sola capa en bandejas de horno y deje enfriar.

Nueces de soja dulces al curry V

Las nueces de soya hacen un cambio inusual, pero la receta también funcionaría bien con maní, nueces, almendras blanqueadas o nueces pecanas.

Para 24

50 g / 2 oz de mantequilla o margarina, derretida
700 g / 1½ lb de nueces de soja tostadas
1½ cucharada de azúcar
1 cucharada de curry en polvo
sal al gusto

Caliente la olla de cocción lenta a temperatura alta durante 15 minutos. Rocíe la mantequilla o la margarina sobre las nueces de soya en un tazón grande y mezcle. Espolvoree con la combinación de azúcar y curry en polvo y revuelva. Transfiera a la olla de cocción lenta. Tape y cocine a temperatura baja durante 2 horas, revolviendo cada 15 minutos. Enciende el fuego a Alto. Retire la tapa y cocine durante 30 minutos, revolviendo después de 15 minutos. Sazone al gusto con sal. Baja el fuego para mantenerlo caliente para servir o retira de la olla de cocción lenta y deja enfriar.

Nueces de pacana de cinco especias glaseadas con azúcar V

Las nueces pecanas se condimentan y endulzan para hacer un aperitivo inusual y muy sabroso. Haga una cantidad y guárdela en un recipiente hermético.

Para 24

130 g / 4½ oz de mantequilla o margarina, derretida
50 g / 2 oz de azúcar glas
1 cucharadita de canela en polvo
¾ cucharadita de polvo de cinco especias chinas
700 g / 1½ lb de nueces pecanas en mitades

Caliente la olla de cocción lenta a temperatura alta durante 15 minutos. Mezcle la mantequilla o margarina, el azúcar y las especias. Vierta sobre las nueces en un tazón grande y mezcle. Transfiera la mezcla a la olla de cocción lenta. Tape y cocine a temperatura alta durante 30 minutos. Destape y cocine hasta que las nueces estén crujientes y glaseadas, de 45 a 60 minutos, revolviendo cada 20 minutos. Vierta las nueces pecanas en una sola capa en bandejas para hornear y deje enfriar.

Mezcla de arándanos y nueces V

Nueces nutritivas y arándanos secos protagonizan esta mezcla de bocadillos dulces y salados. Intente usar arándanos en lugar de arándanos para variar.

Para 8 porciones

200 g / 7 oz de almendras tostadas

40 g / 1½ oz de cereal en cuadritos de trigo, como Shreddies

Mini rosquillas de pretzel de 40 g / 1½ oz

175 g / 6 oz de arándanos secos

spray vegetal para cocinar

¾ cucharadita de romero seco triturado

¾ cucharadita de hojas de tomillo

sal de ajo, al gusto

Caliente la olla de cocción lenta a temperatura alta durante 15 minutos. Agrega las almendras, el cereal, los pretzels y los arándanos. Rocíe la mezcla generosamente con aceite en aerosol y revuelva. Espolvorea con las hierbas y vuelve a mezclar. Tape y cocine a temperatura baja durante 2 horas, revolviendo cada 20 minutos. Enciende el fuego a Alto. Destape y cocine por 30 minutos, revolviendo después de 15 minutos. Sazone al gusto con sal de ajo. Baje el fuego a Bajo para mantenerlo caliente para servir o retírelo de la olla de cocción lenta y déjelo enfriar.

Mezcla de bocadillos V

Una excelente mezcla de bocadillos para picar o para compartir con una reunión de amigos.

Para 16 personas

3 tazas de granola baja en grasa

175 g / 6 oz de mini pretzels

6 palitos de sésamo, partidos en mitades

500 g / 18 oz de frutas secas mixtas, picadas en trozos grandes

spray para cocinar con sabor a mantequilla

1 cucharadita de canela en polvo

½ cucharadita de nuez moscada recién rallada

Caliente la olla de cocción lenta a temperatura alta durante 15 minutos. Agregue la granola, los pretzels, los palitos de sésamo y los frutos secos. Rocíe la mezcla generosamente con aceite en aerosol y revuelva. Espolvoree con las especias combinadas y mezcle. Cocine, sin tapar, a temperatura alta durante 1 ½ horas, revolviendo cada 30 minutos. Manténgalo caliente a temperatura baja para servir o retírelo de la olla de cocción lenta y déjelo enfriar.

Mezcla de hierbas para fiestas V

¡Una mezcla colorida de bocadillos, con mucha variedad!

Para 16 personas

100 g / 4 oz de galletas de queso cuadradas pequeñas
Mini pretzels de 130 g / 4½ oz
1½ tazas de palitos de papa
175 g / 6 oz de maní
100 g / 4 oz de mantequilla o margarina, derretida
½ cucharadita de salsa tabasco
1 cucharada de condimento de hierbas italianas secas
½ – 1 cucharadita de sal de ajo

Caliente la olla de cocción lenta a temperatura alta durante 15 minutos. Agrega las galletas de queso, los pretzels, los palitos de papa y los cacahuetes. Rocíe con los ingredientes restantes combinados y mezcle. Cocine, sin tapar, a temperatura alta durante 1 ½ horas, revolviendo cada 30 minutos. Manténgalo caliente a temperatura baja para servir o retírelo de la olla de cocción lenta y déjelo enfriar.

Dip de Queso Chutney V

Los sabores afrutados y especiados con queso son una salsa divertida para crudités o trozos de pan pitta.

Para 16 personas

450 g / 1 libra de queso blando, a temperatura ambiente

225 g / 8 oz de queso cheddar rallado

150 g / 5 oz de chutney de mango picado

½ cebolla finamente picada

40 g / 1½ oz de pasas picadas

2 a 4 cucharaditas de jengibre fresco de raíz finamente picado

2-4 dientes de ajo, triturados

1-2 cucharaditas de curry en polvo

cazos: trozos de pan de pita horneado, verduras variadas

Ponga los quesos en una olla de cocción lenta de 1,5 litros / 2½ pinta. Tape y cocine a fuego lento hasta que el queso se derrita, aproximadamente 30 minutos. Mezcle los ingredientes restantes, excepto los dippers. Tape y cocine hasta que esté caliente, de 1 a 1 ½ horas. Sirve con dippers.

Dip de queso pepperoni

El salchichón se puede sustituir por salami, jamón o pavo ahumado en esta salsa picante y cremosa.

Para 10 porciones

225 g / 8 oz de queso blando con cebolla y cebollino
175 g / 6 oz de queso Emmental o Gruyère, rallado
90 g / 3½ oz de pepperoni en rodajas, picado
½ pimiento verde picado
¼ de cucharadita de pimienta de cayena
120–150 ml / 4–5 fl oz de leche entera
cazos: surtido de verduras, galletas saladas, palitos de pan

Ponga los quesos en la olla de cocción lenta. Tape y cocine a fuego lento hasta que los quesos se hayan derretido, aproximadamente 30 minutos. Mezcle los ingredientes restantes, excepto los dippers. Tape y cocine hasta que esté caliente, aproximadamente 1 hora y media. Sirve con dippers.

Dip de alcachofa caliente V

Una deliciosa y cremosa mezcla de alcachofas a la que se le da un toque con pimienta de cayena.

Para 16 personas

100 g / 4 oz de queso blando, a temperatura ambiente

400 g / 14 oz de corazones de alcachofa, escurridos y finamente picados

40 g / 1½ oz de queso parmesano recién rallado

120 ml de mayonesa

120 ml de crema agria

1-2 cucharaditas de jugo de limón

1 cebolleta, en rodajas finas

2 dientes de ajo machacados

sal y pimienta de cayena, al gusto

cazos: verduras variadas, palitos de pan, galletas saladas

Ponga el queso tierno en una olla de cocción lenta de 1,5 litros / 2½ pinta. Tape y cocine a fuego lento hasta que el queso se derrita, aproximadamente 30 minutos. Mezcle los ingredientes restantes, excepto la sal, la pimienta de cayena y los dippers. Tape y cocine hasta que esté caliente, de 1 a 1 ½ horas. Sazone al gusto con sal y pimienta de cayena. Sirve con dippers.

Nueces mixtas especiadas al curry V

Esta mezcla muy simple de sabores dulces, salados y mantecosos es un bocado picante popular. Haga una cantidad y guárdela en un recipiente hermético.

Para 24

700 g / 1½ lb de nueces mixtas
50 g / 2 oz de mantequilla o margarina, derretida
2 cucharadas de azúcar
1½ cucharadita de curry en polvo
1 cucharadita de ajo en polvo
1 cucharadita de canela en polvo

Caliente la olla de cocción lenta a temperatura alta durante 15 minutos. Agrega las nueces. Rocíe la mantequilla o la margarina sobre las nueces y mezcle. Espolvoree con los ingredientes restantes combinados y mezcle. Tape y cocine a temperatura baja durante 2 horas, revolviendo cada 20 minutos. Enciende el fuego a Alto. Destape y cocine por 30 minutos, revolviendo después de 15 minutos. Baje el fuego a Bajo para mantenerlo caliente para servir o retírelo de la olla de cocción lenta y déjelo enfriar.

Espinacas y alcachofa chapuzón V

Colorido y cremoso: un excelente chapuzón para fiestas.

Para 16 personas

100 g / 4 oz de queso blando, a temperatura ambiente

400 g / 14 oz de corazones de alcachofa, escurridos y finamente picados

130 g / 4½ oz de espinacas picadas bien escurridas, descongeladas y congeladas

½ pimiento rojo asado, picado

40 g / 1½ oz de queso parmesano recién rallado

120 ml de mayonesa

120 ml de crema agria

1-2 cucharaditas de jugo de limón

1 cebolleta, en rodajas finas

2 dientes de ajo machacados

sal y pimienta de cayena, al gusto

cazos: verduras variadas, palitos de pan, galletas saladas

Ponga el queso tierno en una olla de cocción lenta de 1,5 litros / 2½ pinta. Tape y cocine a fuego lento hasta que el queso se derrita, aproximadamente 30 minutos. Mezcle los ingredientes restantes, excepto la sal, la pimienta de cayena y los dippers. Tape y cocine hasta que esté caliente, de 1 a 1 ½ horas. Sazone al gusto con sal y pimienta de cayena. Sirve con dippers.

Dip de Alcachofas y Langostinos

Asegúrate de descongelar las gambas, si están congeladas.

Para 16 personas

100 g / 4 oz de queso blando, a temperatura ambiente

400 g / 14 oz de corazones de alcachofa, escurridos y finamente picados

130 g / 4½ oz de espinacas picadas bien escurridas, descongeladas y congeladas

90 g / 3½ oz de gambas picadas

1-2 cucharadas de alcaparras escurridas

½ pimiento rojo asado, picado

40 g / 1½ oz de queso parmesano recién rallado

120 ml de mayonesa

120 ml de crema agria

1-2 cucharaditas de jugo de limón

1 cebolleta, en rodajas finas

2 dientes de ajo machacados

sal y pimienta de cayena, al gusto

cazos: verduras variadas, palitos de pan, galletas saladas

Ponga el queso tierno en una olla de cocción lenta de 1,5 litros / 2½ pinta. Tape y cocine a fuego lento hasta que el queso se derrita, aproximadamente 30 minutos. Mezcle los ingredientes restantes, excepto la sal, la pimienta de cayena y los dippers. Tape y cocine hasta que esté caliente, de 1 a 1 ½ horas. Sazone al gusto con sal y pimienta de cayena. Sirve con dippers.

Dip picante de cangrejo y alcachofa

Suave y delicioso, con un toque picante.

Para 16 personas

100 g / 4 oz de queso blando, a temperatura ambiente

400 g / 14 oz de corazones de alcachofa, escurridos y finamente picados

130 g / 4½ oz de espinacas picadas bien escurridas, descongeladas y congeladas

350 g / 12 oz de carne de cangrejo blanco picada en trozos grandes

2 cucharadas de jalapeño en escabeche picado o chile medio picante

½ pimiento rojo asado, picado

40 g / 1½ oz de queso parmesano recién rallado

120 ml de mayonesa

120 ml de crema agria

1-2 cucharaditas de jugo de limón

1 cebolleta, en rodajas finas

2 dientes de ajo machacados

sal y pimienta de cayena, al gusto

cazos: verduras variadas, palitos de pan, galletas saladas

Coloque el queso blando en una olla de cocción lenta de 1,5 litros / 2½ pinta. Tape y cocine a fuego lento hasta que el queso se derrita, aproximadamente 30 minutos. Mezcle los ingredientes restantes, excepto la sal, la pimienta de cayena y los dippers. Tape y cocine hasta que esté caliente, de 1 a 1 ½ horas. Sazone al gusto con sal y pimienta de cayena. Sirve con dippers.

Dip de carne y mil islas

Esto es como una combinación de todos los rellenos favoritos para sándwiches, ¡pero en un chapuzón!

Para 12 personas

175 g / 6 oz de queso blando, a temperatura ambiente

100 g / 4 oz de queso Emmental o Gruyère, rallado

100 g / 4 oz de chucrut, enjuagado y escurrido

50 g / 2 oz de carne de res cocida, picada

2 cucharadas de aderezo para ensaladas mil islas

1 cucharada de cebollino fresco cortado en tiras

1 cucharadita de semillas de alcaravea, ligeramente trituradas

cazos: rebanadas de pan de centeno a la mitad, verduras variadas

Pon los quesos en la olla de cocción lenta. Tape y cocine a fuego lento hasta que los quesos se hayan derretido, aproximadamente 30 minutos. Mezcle los ingredientes restantes, excepto los dippers. Tape y cocine hasta que esté caliente, de 1 a 1 ½ horas. Sirve con dippers.

Dip de Cebolla y Carne Seca

Esta salsa tibia y cremosa también se puede servir fría; simplemente bata el queso blando y la crema agria hasta que quede suave y mezcle los ingredientes restantes. Puedes comprar cecina de res en establecimientos especializados, pero también puedes hacer la salsa con rosbif frío.

Para 16 personas

350 g / 12 oz de queso blando, a temperatura ambiente
175 ml / 6 fl oz de mayonesa
130 g / 4½ oz de cecina de res seca, picada
2 cebolletas, en rodajas finas
2 cucharadas de hojuelas de cebolla seca
1 cucharadita de sal de ajo
cazos: galletas, verduras variadas, palitos de pan

Ponga el queso tierno en la olla de cocción lenta. Tape y cocine a fuego lento hasta que el queso se derrita, aproximadamente 30 minutos. Mezcle los ingredientes restantes, excepto los dippers. Tape y cocine hasta que esté caliente, de 1 a 1 ½ horas. Sirve con dippers.

Dip de cebolla tostada

El secreto del sabor aquí es tostar las hojuelas de cebolla secas. La salsa se sirve caliente o se puede enfriar a temperatura ambiente.

Para 12 personas

6 a 8 cucharadas de hojuelas de cebolla secas

450 g / 1 libra de queso blando, a temperatura ambiente

150 ml / ¼ de pinta de yogur natural

150 ml / ¼ de pinta de mayonesa

4 cebolletas tiernas, picadas

3 dientes de ajo machacados

½ cucharadita de caldo de res en gránulos

120–175 ml / 4–6 fl oz de leche semidesnatada

1-2 cucharaditas de jugo de limón

4-6 gotas de salsa de pimiento rojo

sal y pimienta blanca, al gusto

cazos: surtido de verduras, palitos de pan

Cocine las hojuelas de cebolla en una sartén pequeña a fuego medio a medio-bajo hasta que estén tostadas, de 3 a 4 minutos, revolviendo con frecuencia. Retirar del fuego. Ponga el queso tierno en una olla de cocción lenta de 1,5 litros / 2½ pinta. Tape y cocine a fuego lento hasta que el queso se derrita, aproximadamente 30 minutos. Mezcle el yogur, la mayonesa, las cebolletas, el ajo, el caldo, las hojuelas de cebolla y 120 ml de leche.

Tape y cocine hasta que esté caliente, de 1 a 1 ½ horas. Sazone al gusto con jugo de limón, salsa de pimienta, sal y pimienta blanca. Agregue la leche restante, si lo desea, para darle consistencia. Sirve con dippers.

Lightning Source UK Ltd.
Milton Keynes UK
UKHW020640180621
385739UK00011B/601